LE MÉDECIN

DES

MALADIES SECRÈTES,

OU

ART DE LES GUÉRIR SOI-MÊME,

Par le Dr. Ch. Albert,

Médecin de la faculté de Paris, maître en Pharmacie, ex-pharmacien des hôpitaux de la ville de Paris, professeur de médecine et de botanique, membre de plusieurs sociétés savantes, auteur de divers ouvrages de médecine, inventeur du VIN DE SALSEPAREILLE et du BOL D'ARMÉNIE purifié et dulcifié, breveté d'invention par le gouvernement français, honoré de médailles et récompenses nationales, etc.

DIXIÈME ÉDITION.

Le pauvre en sa cabane où le chaume le couvre,
Est sujet à ses lois,
Et la garde qui veille aux barrières du Louvre
N'en défend pas les rois.

PRIX : 50 CENTIMES.

A PARIS,

CHEZ L'AUTEUR,

Rue Montorgueil, N° 21,

ipaux Libraires de la France et de l'Étranger

1840

AVIS.

Consult. ions par correspondance en français, anglais espagnol, italien, allemand et portugais. Les lettres doivent être adressées, franches de port, au Dr Ch. Albert, rue Montorgueil, No 21, qui s'empressera de répondre gratuitement aux conseils qui lui seront demandés.

AUX INCURABLES.

L Auteur continue de faire délivrer *gratuitement* le VIN DE SALSEPAREILLE, ou LES BOLS D'ARMÉNIE, nécessaires à la guérison radicale de tous les malades *réputés incurables* qui lui sont adressés de Paris et des Départemens, avec la recommandation des médecins d'hôpitaux, des Jurys médicaux et des Préfets.

Les personnes peu aisées obtiennent toujours une réduction de moitié du prix de leur place jusqu'à Paris, en s'adressant dans les chefs-lieux de chaque département, au bureau correspondant des Messageries Royales, autorisées à cet effet.

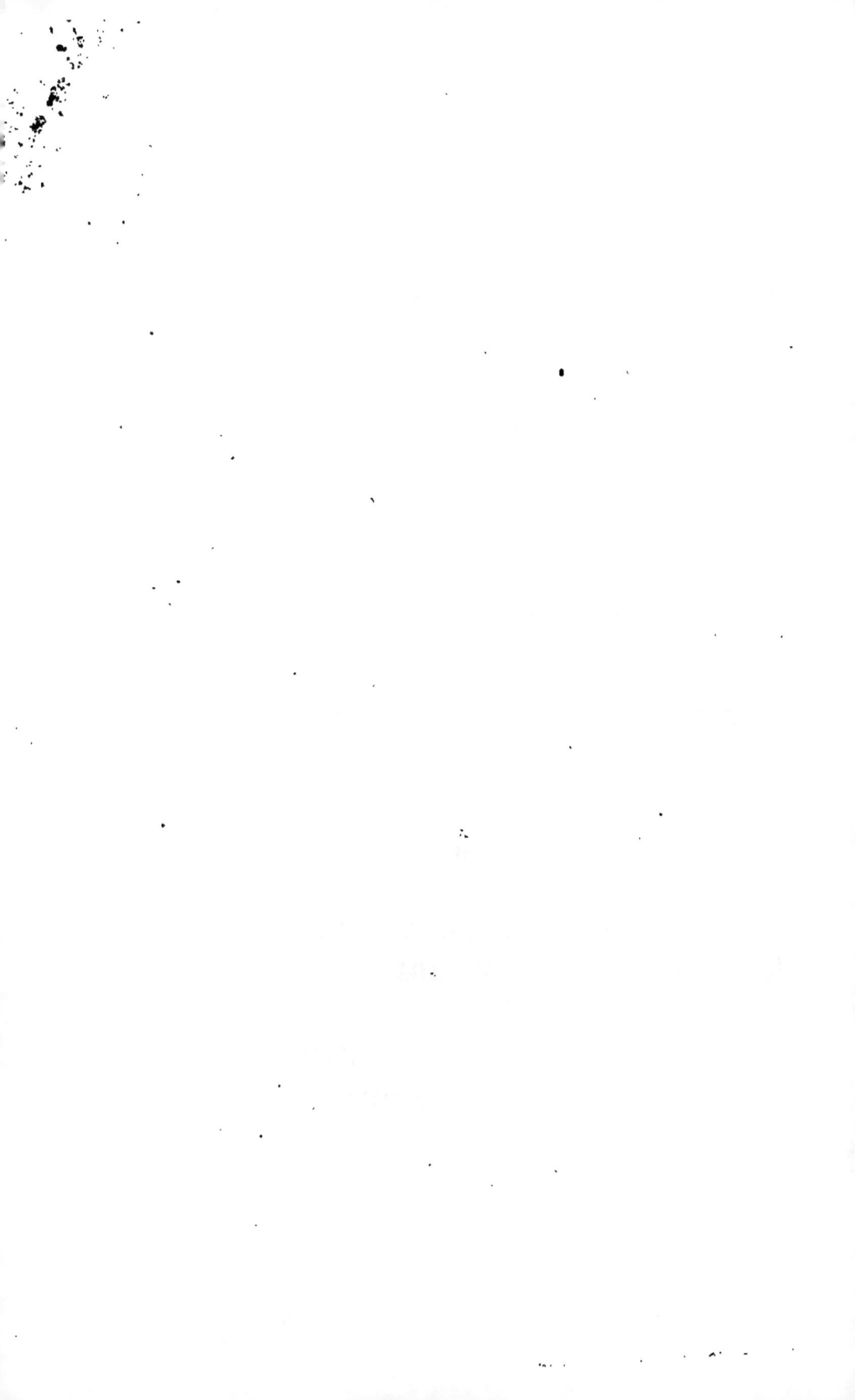

AVIS IMPORTANT.

Ainsi qu'on le verra dans ce Traité, les Maladies Secrètes forment deux Classes bien distinctes :

La **PREMIÈRE CLASSE** comprend les écoulements qui ont lieu par les parties génitales des deux sexes (*Gonorrhée ou Chaude-pisse*, *Fleurs blanches.*)

La **SECONDE CLASSE** renferme les ulcérations diverses, les chancres, les végétations ou excroissances, les tumeurs et bubons, gonflements et carie des os, les pustules, les dartres, les taches à la peau et autres symptômes vénériens autres que les écoulements.

Les **BOLS** sont employés contre les Maladies de la **PREMIÈRE CLASSE.**

Le **VIN** se prend pour la guérison des Maladies de la **SECONDE CLASSE.**

Imprimerie et Lithographie de Wittersheim, rue Montmorency, 8.

LE MÉDECIN

DES

MALADIES SECRETES.

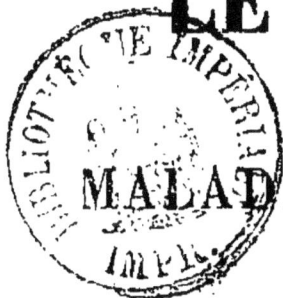

LE MÉDECIN

DES

MALADIES SECRÈTES,

OU

ART DE LES GUÉRIR SOI-MÊME,

Par le Docteur CH. ALBERT,

Médecin de la faculté de Paris, maître en pharmacie, ex-pharmacien des hôpitaux de la ville de Paris, professeur de médecine et de botanique, membre de plusieurs sociétés savantes, auteur de divers ouvrages de médecine, inventeur du VIN DE SALSEPAREILLE et du BOL D'ARMÉNIE purifié et dulcifié, breveté d'invention par le gouvernement français, honoré de médailles et récompenses nationales, etc.

DIXIÈME ÉDITION.

Prix : 5o cent.

A PARIS,

CHEZ L'AUTEUR, MÉDECIN CONSULTANT,

Rue Montorgueil, No 21,

Et chez les principaux Libraires de la France et de l'étranger.

1841.

INTRODUCTION.

Les maladies secrètes ont ordinairement leur siége sur des organes de la plus haute importance. Elles exposent à tant de dangers, elles peuvent entraîner à de si graves conséquences, non-seulement pour la santé de ceux qui en sont atteints, mais encore pour leur génération, qu'on a lieu d'être surpris qu'un si petit nombre de médecins se soient adonnés exclusivement à leur étude. C'est sans doute pour cette raison que leur traitement est resté fort au-dessous de celui des autres maladies, et qu'il n'a fait aucun progrès sensible depuis plus de trois siècles, puisque les remèdes qu'on employait dans ces temps reculés, contre les maladies secrètes, sont ceux qu'on emploie encore aujourd'hui.

Faut-il donc s'étonner que le traitement de ces maladies soit devenu pour ainsi dire le domaine des empiriques et des charlatans, qui, sans la moindre connaissance de l'art médical, et sans titre légal, osent s'ériger en arbitres de la santé et de la vie de leurs semblables. Nous nous estimerons heureux, et nous nous trouverons amplement dédommagé de nos longues études et de nos laborieuses recherches, si nous avons pu arracher quelques victimes aux piéges que leur tendent de toutes parts l'impéritie et la cupidité.

ORIGINE

DES MALADIES SECRÈTES.

Les auteurs qui ont écrit récemment sur les maladies secrètes, ne sont pas d'accord sur leur origine. Les uns la font remonter jusqu'aux temps les plus reculés ; les autres la font dater seulement de la découverte de l'Amérique. Cette diversité d'opinions n'aurait pas eu lieu, si ces médecins s'étaient livrés à des recherches plus scrupuleuses et plus approfondies sur les descriptions des maladies des parties génitales, données par les anciens écrivains. Ils y auraient reconnu que la gonorrhée et autres écoulements contagieux existaient dès la plus haute antiquité, tandis que les véritables symptômes vénériens ne s'y trouvent point mentionnés. Ces derniers sont donc les seuls qu'on puisse regarder avec raison comme originaires d'Amérique, et réellement importés de cette partie du monde par les compagnons du célèbre navigateur Christophe Colomb. Nous ne nous serions pas arrêté sur cette distinction, qui doit mettre un terme aux discussions élevées depuis si longtemps sur l'origine des maladies secrètes, si elle ne s'accordait avec la division que nous avons établie entre elles : division qui, comme nous allons le démontrer bientôt, est d'une haute importance, relativement à leur traitement.

OPINION DES MÉDECINS

SUR LA GONORRHÉE.

Pendant plusieurs siècles, les médecins, persuadés que la gonorrhée dépendait du virus vénérien, lui ont opposé des remèdes destinés à détruire ce principe morbifique.

Comme ces moyens avaient pour base le mercure, ils avaient non-seulement l'inconvénient d'assujétir les malades à un traitement long, mais encore de les exposer à une foule de dangers. Tout le monde sait que ce minéral pénètre avec une étonnante facilité dans nos organes, et que, par son séjour, il donne lieu aux accidents les plus variés et les plus formidables.

Les médecins modernes, frappés des funestes effets qui résultaient si fréquemment des traitements mercuriels, furent obligés d'y renoncer. Alors les malades se trouvèrent réduits à l'alternative : ou d'abandonner l'écoulement à lui-même, ou de l'arrêter brusquement par des injections astringentes, ou par des répercussifs pris à l'intérieur. Dans le premier cas, il survenait souvent un relâchement du canal de l'urètre, un écoulement chronique interminable, la perte de la semence, la paralysie du membre viril, l'impuissance, etc.; dans le second, des spasmes au col de la vessie, des rétrécissements de l'urètre, des rétentions d'urine, etc. A l'aide du Bol d'Arménie, purifié et dulcifié, tous ces accidents sont prévenus, et on parvient promptement à une guérison radicale. (*Voir page* 17.)

DIVISION DES MALADIES SECRÈTES.

Il était réservé à notre époque de prouver,

1.

par les expériences les plus convaincantes, que
la gonorrhée, *sans complications*, est indépen-
dante du virus vénérien, et qu'elle ne doit pas
être comprise dans la catégorie déjà trop nom-
breuse des affections syphilitiques dont nous
indiquerons plus loin le traitement spécial.
C'est un service immense que les progrès de la
médecine moderne et expérimentale ont rendu
à l'humanité ; nous nous estimons heureux d'y
avoir puissamment contribué, et d'avoir défi-
nitivement établi entre deux maladies aussi distinctes par leur nature que par leur traitement, une séparation déjà féconde en heureux
résultats.

Ainsi, il est bien démontré aujourd'hui que
les maladies secrètes forment deux grandes
classes : l'une comprend. sous le nom de gonorrhée ou blennorrhagie , les divers écoulements qui ont lieu par les parties génitales
des deux sexes, et que, chez la femme, on désigne vulgairement sous le nom de leucorrhée
ou fleurs blanches ; l'autre renferme tous les
symptômes qui doivent leur existence au virus
syphilitique, tels que chancres, ulcères, pou-

lains, végétations, douleurs vénériennes, gonflement et carie des os, etc. (Voir, dans ce Traité, pag. 35 et suivantes, *les Maladies Secrètes de la deuxième Classe*, par le même auteur.) On ne devra donc plus désormais, pour de simples écoulements, soumettre les malades à des remèdes violents, qui, n'ayant point de vice syphilitique à combattre, attaquaient la constitution, et dont les moindrés inconvénients étaient de débiliter les organes, d'exposer à des coarctations du canal de l'urètre, à des rétentions d'urine, etc. (1).

---

(1) M. de L., lieutenant-colonel, avait été plusieurs fois atteint de la gonorrhée. On lui avait administré, pour cette affection, diverses préparations mercurielles. Il était depuis resté sujet à une faiblesse et à un tremblement des membres, et néanmoins son écoulement n'était qu'imparfaitement guéri, car il se reproduisait aux moindres causes d'échauffement. Aussi arriva-t-il qu'il le communiqua à son épouse. Ils eurent alors recours, à plusieurs reprises, à des traitements végétaux qui ne conviennent qu'à des accidents vénériens, et qui, par conséquent, laissèrent la maladie s'enraciner de plus en plus. Le Bol du docteur Albert fut administré, et opéra la guérison ; madame de L. se trouva en outre délivrée de maux cruels d'estomac, qui provenaient des remèdes anti-syphilitiques, et elle recouvra en peu de temps la fraîcheur et l'embonpoint qu'elle avait perdus.

MANIÈRE DONT QUELQUES MÉDECINS TRAITENT ENCORE AUJOURD'HUI LA GONORRHÉE.

Quelques médecins, nous le disons à regret, sont demeurés étrangers à ce perfectionnement introduit dans cette partie de l'art de guérir, et sont encore restés, au grand préjudice des malades, asservis à l'ancienne routine. D'autres, éclairés par l'expérience et la raison, mais manquant du temps nécessaire pour se livrer à des recherches suffisantes sur les propriétés de quelques médicaments spéciaux, se sont trouvés réduits à employer ceux dont l'art était depuis longtemps en possession, malgré les inconvénients qu'on leur avait reprochés. C'est ainsi que le styrax, la potion de Chopart, les diverses mixtures et opiats, et plusieurs autres préparations, furent tour à tour employés pour combattre la gonorrhée. La saveur affreuse de la plupart de ces compositions ne fait que trop présager les effets qui peuvent en résulter. Combien de fois ces drogues incendiaires n'ont-elles pas produit des irritations

nerveuses, des inflammations de l'estomac et
des intestins, des vomissements opiniâtres, des
diarrhés rebelles, la perte complète des facultés digestives , quelquefois même une métas-
tase mortelle (1).

---

(1) M. N., dans un voyage qu'il fit à Paris, contracta une
gonorrhée. Voulant en être débarrassé avant de rentrer
dans son ménage, il pria instamment le médecin auquel il
s'adressa, de lui prescrire un remède prompt. Celui-ci lui
ordonna le styrax, qui, au bout de quatre jours, n'avait produit aucune amélioration. La potion de Chopart fut alors
administrée. L'écoulement diminua de moitié en deux jours ;
mais il se manifesta une vive irritation gastro-intestinale,
accompagnée d'une forte fièvre , nausées, vomissements,
coliques presque continuelles, faiblesse extrême, syncopes,
sueurs froides et autres symptômes alarmants. Dans cet état,
le malade réclama nos soins. Il fut soumis à une diète sévère
et au traitement tempérant ; sangsues sur le ventre, cataplasmes, fomentations émollientes. Nous fûmes assez heureux pour voir les accidents céder peu à peu. L'écoulement,
qui n'avait jamais entièrement disparu , s'accrut pendant la
convalescence qui fut longue. Dès que les fonctions digestives
furent bien rétablies, nous lui conseillâmes les Bols du docteur
Albert. Huit jours après, il était parfaitement guéri.

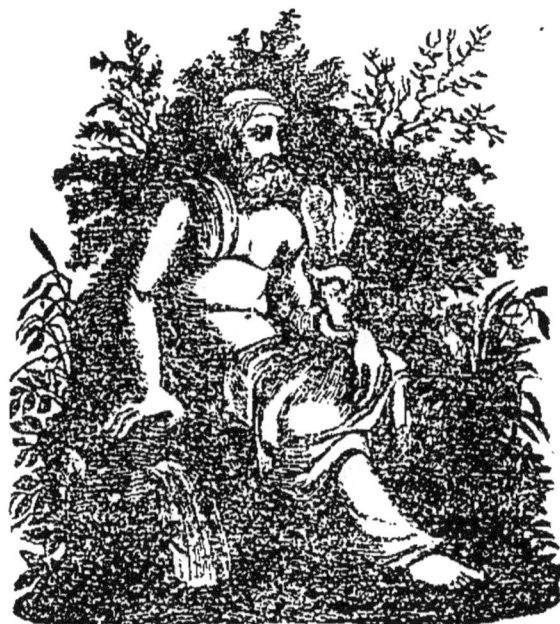

MALADIES

DE

LA PREMIÈRE CLASSE.

BOL D'ARMÉNIE BREVETÉ DU GOUVERNEMENT.

Dans cet état de choses, j'ai pensé que je pourrais me rendre utile à l'humanité souffrante, en consacrant ma vie à la recherche d'un remède contre une maladie aussi fréquente, et qui, outre les accidents graves auxquels elle expose, jouit du funeste privilége de se communiquer par le contact, de porter le trouble et la désolation dans les familles, et quelquefois de transmettre aux enfants une vie souillée dans son principe, et de les rendre ainsi victimes de fautes auxquelles ils n'ont point participé.

Plusieurs médecins, profondément instruits sur ces affections par une longue expérience au sein des hôpitaux destinés à leur traitement, ont bien voulu s'associer à mes travaux. Parmi le grand nombre de substances qui ont été l'objet de nos expériences chimiques et médicales, le Bol d'Arménie, reconnu depuis long-temps pour jouir de propriétés toniques et as-tringentes, nous a fourni les résultats les plus avantageux : mais nous ne les avons obtenus qu'après l'avoir débarrassé, par des procédés longs et difficiles, de toutes les matières hété-rogènes qui altèrent sa pureté, et avoir réduit ses éléments dans des proportions constantes et régulières.

Le Bol d'Arménie ainsi préparé, agit d'une manière douce, certaine et identique. Le haut degré de perfection auquel nous avons porté la purification et la dulcification de cette pré-

cieuse substance, et sa supériorité incontesta-
ble sur tous les moyens connus jusqu'à ce
jour, nous a valu un brevet d'invention du
gouvernement français.

PROPRIÉTÉS DU BOL D'ARMÉNIE PURIFIÉ ET DULCIFIÉ.

De l'aveu des médecins les plus célèbres, le
Bol d'Arménie purifié et dulcifié, est le remède
le plus prompt, le plus sûr, le plus doux, le
plus héroïque contre la gonorrhée. Son action
est tellement exempte de tout danger, que des
personnes de la plus faible complexion, ou qui
ont la poitrine délicate, en font usage, non-
seulement sans inconvénient, mais encore avec
un avantage marqué sous le rapport général
de la santé. Comme il fortifie l'estomac, il est
un des meilleurs remèdes contre les fleurs
blanches. Nous pouvons donc nous glorifier
d'avoir enfin fait disparaître du traitement de
la gonorrhée, le mercure et tant d'autres médicaments déjà abandonnés d'un grand nombre de médecins à cause de leurs dangereux
effets.

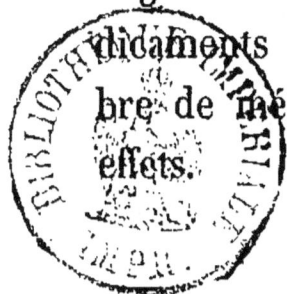

DESCRIPTION

DES MALADIES DE LA PREMIÈRE CLASSE.

Gonorrhée ou Chaudepisse.

La gonorrhée, que l'on désigne encore sous les noms de blennorrhagie, échauffement, chaudepisse, consiste, chez les deux sexes, dans un écoulement qui a lieu par les parties génitales, d'une matière d'abord limpide, puis jaunâtre ou verdâtre, et enfin blanchâtre quand la maladie a duré un certain temps. Les envies d'uriner sont plus fréquentes que de coutume, et s'accompagnent d'une chaleur brûlante, semblable à celle que produirait un fer chaud en traversant le canal de l'urètre.

Les symptômes de la gonorrhée peuvent varier à l'infini, suivant les causes qui l'ont produite, suivant le tempérament et les dispositions du sujet, et suivant les écarts de régime auxquels il se livre. Quelquefois le malade n'éprouve aucune douleur ; d'autres fois il ressent une légère titillation en urinant ; dans d'autres cas, les douleurs sont si vives qu'elles lui arrachent des cris.

Quelquefois la verge se roidit involontairement, et se courbe pendant l'érection, qui est presque continuelle surtout pendant la nuit. Il en résulte des douleurs intolérables qui privent le malade de sommeil et de repos. Dans ce cruel état, désigné sous le nom de chaudepisse cordée, il n'est pas rare que la matière de l'écoulement prenne une teinte rouge, brunâtre ou livide, et même qu'il s'échappe du sang par le canal de l'urètre, en plus ou moins grande abondance. Dans ce cas, de même que quand l'irritation du canal de l'urètre est violente, les testicules, les aines et les autres parties voisines deviennent d'une sensibilité extrême; il survient des symptômes généraux, tels que perte d'appétit, nausées, fièvre inflammatoire, etc.

Chez les femmes, l'irritation qui accompagne cette affection est ordinairement moins vive et ne donne pas lieu à un aussi grand nombre d'accidents. Néanmoins, lorsqu'elles négligent de la traiter convenablement, elle

dégénère souvent en fleurs blanches qui déla-
brent l'estomac, épuisent les forces, minent
la santé, et donnent lieu à tous les symptômes
d'une vieillesse prématurée.

Gonorrhée bâtarde ou Blennorrhagie du gland.

On désigne sous ce nom le suintement qui
s'établit quelquefois à la surface du gland et
à l'intérieur du prépuce. Ce suintement peut
exister seul, ou simultanément avec un écoulement par le canal de l'urètre.

Il arrive aussi quelquefois que chez la
femme, l'écoulement, au lieu de provenir du
vagin, n'existe qu'à la surface des grandes et
des petites lèvres.

Tous ces accidents proviennent des mêmes
causes que la gonorrhée simple, et se guéris-
sent comme elle par l'usage des Bols d'Arménie. Il est avantageux de recourir en même
temps à des lotions d'eau fraîche ou additionnée
de quelques gouttes d'extrait de Saturne,
qu'on renouvelle plusieurs fois par jour.

Fleurs blanches.

On donne le nom de *fleurs blanches* ou *pertes blanches,* chez la femme, à un écoulement qui a lieu par les parties génitales, et qui provient de l'intérieur de la matrice ou du vagin.

Cet écoulement varie beaucoup pour la couleur, la consistance et la quantité. Tantôt il est blanc comme de la crême, d'autres fois il est jaune ou verdâtre, quelquefois il est clair et transparent comme du blanc d'œuf. Il n'est pas rare qu'il se trouve mêlé de granulations ou de flocons blanchâtres ou grisâtres.

Souvent les fleurs blanches n'occasionnent point de douleur locale; cependant lorsqu'elles ont de l'acrimonie, elles peuvent causer des démangeaisons ou des cuissons extrêmement vives.

Les symptômes qui accompagnent le plus ordinairement les fleurs blanches ou qui en sont la conséquence, sont des tiraillements et douleurs d'estomac, la perte des facultés digertives, la flaccidité des chairs, la maigreur, la pâleur et la lividité du teint, la débilité et la langueur générales ; enfin elles donnent lieu à la plupart des accidents qui surviennent aux organes génitaux, tels que engorgement, descente ou chute de matrice, ulcères, polypes, squirrhes, cancers, etc.

Les fleurs blanches sont quelquefois la suite de la gonorrhée ou blennorrhagie dont les femmes négligent en général de se soigner convenablement. Elles peuvent aussi provenir des mauvaises qualités du sang, du vice scrofuleux, du vice dartreux, du vice psorique ou gale dégénérée; d'autres fois elles sont le résultat de la masturbation, d'un mauvais régime, d'une alimentation insuffisante, d'un travail excessif, de veilles prolongées, d'une vie sédentaire, de chagrins, qui produisent d'abord l'appauvrissement, puis la décomposition du sang.

Le plus ordinairement, les fleurs blanches n'empêchent point les femmes de devenir mères, et ne sont point contagieuses. Cependant elles prédisposent à l'avortement, et on les a vues être une cause de stérilité. Elles peuvent aussi, dans certaines circonstances, devenir âcres et corrosives au point de déterminer, par le coït, la gonorrhée chez l'homme, ainsi que nous avons fréquemment occasion de l'observer.

Quand les fleurs blanches proviennent de la gonorrhée négligée ou imparfaitement guérie, d'un lait répandu, de la faiblesse des organes, etc., elles cèdent à l'usage des Bols d'Arménie. (Voir pour la manière de les employer, page 25). Si au contraire elles dépendent de l'altération ou de la décomposition du sang, des scrofules ou humeurs froides, d'un principe dartreux, de la gale répercutée ou dégénérée, on conçoit que ce n'est qu'en détruisant la cause, et par conséquent en purifiant la masse du sang, qu'on pourra en obtenir la guérison radicale. Aucun moyen, dans ces cas, ne peut être employé avec plus de succès que le vin de salsepareille, qui, par ses propriétés dépuratives, est incomparablemen au-dessus de tous les remèdes préconisés jus qu'à ce jour pour l'épuration du sang. Son usage devra être continué pendant un temps proportionné à l'ancienneté des accidents, et conformément à l'instruction page 44. Dans les cas peu graves, 4 ou 5 flacons suffisent ; mais si la maladie est ancienne ou compliquée, si la constitution est détériorée, il se peut qu'on soit obligé d'employer 10 à 12 flacons. S'il restait ensuite un peu d'écoulement, il ne pourrait dépendre que de l'engorgement ou du relâchement de la membrane muqueuse (1), et céderait inévitablement à l'action tonique des Bols d'Arménie.

---

(1) Les femmes qui se trouvent dans cette circonstance, peuvent avec avantage associer à l'emploi des Bols d'Arménie, quelque injection tonique, et doivent les continuer, l'un et l'autre, douze à quinze jours après la guérison. Les injections qui réussissent le mieux, se préparent avec deux onces d'écorce de chêne fraîche ou sèche, et concassée, que l'on fait bouillir pendant un quart-d'heure, avec un verre de vin rouge et trois verres d'eau.

On fait ordinairement les injections avec une seringue contenant un verre ou un verre et demi, et munie d'une canule terminée en olive et percée de plusieurs trous : on les renouvelle deux ou trois fois par jour.

Traitement de la Gonorrhée et des Fleur, blanches.

Lorsque la gonorrhée est récente et dans son état de simplicité, elle guérit radicalement et en peu de jours par l'emploi des Bols d'Arménie. Deux ou trois boîtes suffisent ordinairement (1). Mais quand la gonorrhée est ancienne et invétérée, le traitement a besoin d'être continué un peu plus longtemps, pour arriver à la guérison qui n'en est ni moins

---

(1) M. de G. contracta, il y a quinze mois, une gonorrhée violente accompagnée d'envies fréquentes d'uriner, et de la sensation d'un fer rouge dans le canal de l'urètre. Il se mit de suite au Bol d'Arménie, dont l'usage continué pendant sept jours seulement, l'a parfaitement guéri. Il a depuis joui d'une excellente santé.

M. X., consul, sur le point de s'embarquer pour se rendre à sa destination, reconnut, à un léger écoulement accompagné de cuisson en urinant, le début d'une gonorrhée. Il eut de suite recours au Bol d'Arménie ; en six jours tout symptôme avait disparu.

sûre ni moins radicale (1). Dans tous les cas,
.a dose est de douze bols par jour : quatre le
matin, deux ou trois heures avant le déjeûner ;

---

(1) M. D., serrurier en bâtiments, avait depuis trois mois
ane gonorrhée dont il n'avait pu se guérir par aucun
moyen. A la suite de fatigues, l'écoulement devint très
abondant. Il était sur le point de contracter un mariage
qui devait le mettre en possession d'un établissement avantageux. Il prit les Bols du docteur Albert, et au bout de qua-
torze jours la guérison était radicale.

M. G., maître d'armes et ancien militaire, avait eu plusieurs gonorrhées. Il en contracta une nonvelle au mois de
mai 1831. Cette fois l'affection se montra rebelle à tous
les moyens ordinaires. M. G. tomba enfin entre les mains
d'un charlatan qui lui donna une drogue tellement violente
qu'elle enflamma l'estomac, provoqua des vomissements et
une diarrhée qu'on ne parvint à arrêter qu'au bout de six
semaines. L'écoulement n'avait pas même diminué. Depuis
ces accidents, le malade était resté sujet à des douleurs d'estomac, à des coliques habituelles, et à des digestions très
pénibles. Un de ses élèves lui parla des Bols d'Arménie dont
lui-même avait fait usage. Il se décida à y avoir recours.
Après l'emploi de quelques bains, il en commença l'emploi.
Au bout d'un mois, il ne lui restait plus qu'un léger suintement incolore. Les Bols du docteur Albert, continués encore
trois semaines, le firent disparaître entièrement.

Mademoiselle Eugénie D..... était affectée d'un écoulement qu'elle avait en vain combattu par divers moyens in-

quatre dans la journée, deux heures avant ou après le repas et quatre le soir en se couchant, deux heures au moins après avoir mangé. Si l'on a l'habitude du souper, on pourra les prendre deux heures avant ce repas.

Les personnes d'une faible complexion peuvent, pendant les premiers jours, n'en prendre que neuf par jour, également en trois fois.

Les Bols du docteur Albert n'ont pas de saveur désagréable, on les avale aisément dans une cuillerée d'eau pure ou sucrée, ou enveloppés dans une hostie mouillée ; on peut aussi les diviser et les incorporer avec du miel, des confitures, etc. Immédiatement après, on boit un verre d'eau pure, ou édulcorée avec le sucre, le sirop de gomme, de guimauve, d'orgeat, ou, ce qui vaut beaucoup mieux, avec la solution de poudre tempérante du même auteur.

Le plus souvent, au bout de trois ou quatre jours, on aperçoit une diminution très notable

---

ternes et externes. Il durait depuis huit mois, quand elle se mit à l'usage des Bols d'Arménie ; elle fut radicalement guérie en trois semaines.

dans la quantité de l'écoulement, ainsi que dans les autres symptômes. Les personnes chez lesquelles le remède agit trop faiblement ou trop lentement peuvent, sans inconvénient, porter le nombre des bols à quinze ou à dix-huit par jour, et même au-delà s'il en est besoin, toujours en trois fois.

Lorsqu'il n'y a plus ni écoulement, ni douleur, ce qui arrive au bout de huit à dix jours, on ne doit pas pour cela cesser de suite l'usage des Bols d'Arménie. Il convient, pour consolider la guérison, de les continuer pendant une huitaine de jours.

Ensuite on abandonne tout traitement, et on reprend peu à peu son genre de vie ordinaire et ses habitudes.

Les Bols du docteur Albert se prennent absolument de la même manière contre les fleurs blanches (1).

---

(1) Une blanchisseuse, âgée de trente ans, d'un tempérament lymphatique, resta sujette à des fleurs blanches très abondantes à la suite de sa première couche. Elle en fut délivrée entièrement par l'usage du Bol du docteur Albert.

Mademoiselle de N*** avait été traitée dans son enfance pour une affection de poitrine ; sa santé était toujours de-

Les femmes peuvent continuer les Bols à l'é-
poque du flux menstruel; cependant s'il devenait
trop abondant, elles devraient en diminuer la
dose ou les suspendre pendant quelques jours.

Il arrive quelquefois, pendant l'emploi des
Bols d'Arménie, de même que pendant celui
du Vin de Salsepareille, qu'il se manifeste sur
diverses parties du corps des rougeurs plus ou
moins prononcées. Ces effets n'ont lieu que
chez les personnes qui ont beaucoup d'âcreté
de sang, et dépendent de l'action de ces remèdes qui tendent à expulser l'humeur au
dehors. Ces légers symptômes ne doivent pas
causer d'inquiétudes, ils ne peuvent qu'être
avantageux. Ils n'obligent pas à suspendre ni
à modifier le traitement, ni le régime, et sont
toujours d'une courte durée.

---

meurée languissante ; elle avait des maux d'estomac presque
continuels, des fleurs blanches abondantes, le teint pâle,
et, quoique avec assez d'appétit, des digestions laborieuses.
Elle prit les Bols d'Arménie au nombre de trois par jour,
elle porta la dose à six, et plus tard à neuf. Elle continua
pendant trois mois. L'écoulement disparut complètement,
les fonctions digestives se rétablirent ; en un mot, elle
recouvra une santé parfaite, et qui, depuis plus d'un an,
ne s'est point démentie.

Régime.

Pour obtenir du traitement un succès prompt et complet, il est utile d'observer dans son régime de vie quelques précautions. Ainsi on doit manger un peu moins que de coutume, s'abstenir de charcuterie, de salaisons, de ragoûts fortement épicés, de salades, de vin pur, de liqueurs spiritueuses et de café à l'eau. On doit se préserver du froid et de l'humidité par des vêtements chauds.

Les malades doivent aussi s'abstenir du coït, de la danse, des courses à pied et à cheval. Ils doivent pareillement éviter les recettes banales et les remèdes de commères qui produisent si souvent de funestes résultats. Il est prudent qu'ils portent un suspensoir pendant toute la durée de la maladie.

Les bains ne sont pas indispensables; néanmoins on fera bien, si on le peut, d'en prendre un avant de commencer le traitement, et d'y revenir de temps à autre pendant sa durée. Ils devront être pris autant que possible le soir, et toujours trois heures au moins après avoir mangé. Ils ne doivent pas être trop chauds, surtout lorsqu'on y entre ; sans cela, ils pourraient augmenter l'irritation et faire porter le sang à la tête ou à la poitrine. Peu de temps après y être entré, on pourra en augmenter la chaleur. On restera dans le bain une heure, une heure et demie, et même davantage, si l'on s'y trouve à son aise.

ACCIDENTS DE LA GONORRHÉE.

DESCRIPTION ET TRAITEMENT.

Ils proviennent quelquefois de l'intensité de la maladie, d'autres fois de l'incurie des malades.

Ces accidents sont : 1° Une cuisson et une douleur excessives dans le canal de l'urètre ; 2° Une rétention d'urine complète ou incomplète ; 3° Des irritations et érections presque continuelles, et d'autant plus douloureuses que l'engorgement du canal ne lui permet pas de s'allonger autant que la verge, de sorte qu'elle reste courbée en-dessous (chaudepisse cordée) ; 4° Des hémorrhagies ou pertes de sang par le méat urinaire ; 5° Le gonflement des testicules, désigné vulgairement sous le nom de chaudepisse tombée dans les bourses ;

6° Enfin, des douleurs de reins ou de bas-ventre.

Dans tous ces cas, on doit suspendre les Bols d'Arménie ou en différer l'usage jusqu'à ce que la violence des symptômes soit modérée, et avoir recours au traitement tempérant.

Le traitement tempérant consiste à diminuer la quantité des aliments en proportion de l'irritation; à s'abstenir presque entièrement de viandes; à éviter la fatigue et tout ce qui est capable d'échauffer; à boire dans la journée quelques verres d'une boisson adoucissante, telle que la solution de poudre tempérante, l'eau de gomme, l'eau d'orge, de chiendent, ou à leur défaut de l'eau légèrement sucrée; à prendre des bains tièdes (*Voir* page 30), ou à leur défaut, *des bains de siége;* à baigner les parties douloureuses avec de la décoction tiède de racine de guimauve et de tête de pavot, ou simplement avec de l'eau et du lait; à les recouvrir de cataplasmes tièdes préparés avec de la mie de pain, ou de la farine de graine de lin et de l'eau; à prendre, s'il se peut, des lavements ou des demi-lavements, soit avec de la décoction de graine lin, soit avec de l'eau sim-

ple , à laquelle on ajoute une ou deux cuillerées d'huile d'olives.

Si l'irritation est violente , on joint à ces
moyens l'application des sangsues au voisinage
de l'endroit douloureux , au nombre de 12 à
20, suivant la force du sujet. Cette application
pourra être renouvelée une deuxième et même
une troisième fois s'il en est besoin.

Si le mal existe dans le canal de l'urètre,
les sangsues se mettent au-devant de l'anus, et
chez la femme à l'entrée du vagin. On les
applique aux aines pour les inflammations des
testicules ; dans les douleurs de reins et de bas-
ventre, il convient de les placer à cette dernière
partie ou au fondement.

Lorsque les accidents sont calmés, on prend
les Bols de la manière indiquée page 25. (1)

_____

(1) M. le comte L*** contracta une gonorrhée. Il n'en
continua pas moins à faire des promenades à cheval, à fré-
quenter la société et à s'y abandonner aux plaisirs de la
table comme auparavant ; aussi son affection s'accrut-elle
et prit-elle bientôt un caractère alarmant. Il fut en proie à
des envies fréquentes d'uriner, à des douleurs atroces dans
le canal de l'urètre, et à tous les symptômes de la chaude-
pisse cordée, accompagnés d'une fièvre violente et d'hémor-

rhagies par la verge. Je fis faire au malade des application de sangsues au périnée (intervalle qui sépare l'anus de la verge) ; je lui fis prendre des bains tièdes, et envelopper la verge de cataplasmes de farine de lin, et lui prescrivis le repos, la diète et la tisane de gomme arabique. Au bout de quatre jours, il put se mettre à l'usage des Bols du docteur Albert qui le conduisirent à une complète guérison.

M. L., architecte, âgé de vingt-six ans, d'un tempérament robuste, était atteint d'une violente gonorrhée. Il eut l'imprudence de faire douze lieues à cheval. Le jour même, l'écoulement se supprima, le testicule gauche devint très douloureux. Le lendemain il avait acquis le volume du poing. Nous lui fîmes faire une application de quinze sangsues, qu'il renouvela le lendemain. Il garda le lit, mit sur le testicule des cataplasmes de farine de lin et de tête de pavot, prit des lavements et des bains de siége ; au bout de cinq jours, le gonflement et les douleurs avaient presque entièrement disparu. Il se mit à l'usage des Bols d'Arménie ; quinze jours après la guérison était parfaite.

MALADIES

DE

LA SECONDE CLASSE.

———

VIN DU DOCTEUR ALBERT.

Après avoir soumis la salsepareille à toutes
les épreuves chimiques, pharmaceutiques et
médicales, nous avons reconnu que cette
plante, préparée au vin de Calabre par des
procédés qui nous sont propres, et auxquels
nous ne sommes parvenu qu'après des recherches longues et dispendieuses, jouissait d'une
efficacité supérieure à tous les moyens em-

ployés jusqu'à ce jour contre les affections syphilitiques (1).

En effet, on conçoit aisément qu'une maladie comme la syphilis, dont l'action prolongée sur l'économie, altère et épuise les constitutions les plus robustes, réclamait un traitement qui fût en même temps tonique et dépuratif.

Nous nous sommes assuré que nulle autre substance ne possédait réunies les propriétés dissolvantes, douces, anodines et toniques que le vin vieux de Calabre possède à un degré qui le rend éminemment propre à se saturer des éléments dépuratifs de la salsepareille, et à en augmenter la vertu curative.

Des expériences multipliées ont été faites

---

(1) Voulant nous assurer par des essais comparatifs de la prééminence de cette préparation, nous avons formé un établissement où, sous la direction de médecins distingués, les malades ont été traités à l'aide du rob anti-syphilitique de salsepareille le plus accrédité des remèdes en usage jusqu'alors. Les résultats, dans tous les cas, n'ont laissé aucun doute sur la grande supériorité du vin de salsepareille

par un grand nombre de médecins, à l'aide de cette préparation, dans des affections opiniâtres, et qui, malgré les traitements les plus vantés, avaient épuisé les forces des malades et les avaient conduits aux portes du tombeau. Dans tous ces cas, les accidents n'ont pas tardé à diminuer, et peu à peu les forces, l'embonpoint, la fraîcheur et les autres signes d'une santé parfaite, ont succédé aux symptômes les plus alarmants.

Avant cette découverte, on avait à désirer un moyen qui agît également sur toutes les constitutions, qui fût sûr dans ses effets, qui fût exempt des inconvénients qu'on reprochait avec justice au mercure et autres préparations employées jusqu'à présent comme antisyphilitiques.

Aujourd'hui, on peut regarder comme résolu le problème d'un remède simple, facile, et, nous pouvons le dire sans exagération, infaillible contre toute affection syphilitique, quelque ancienne et invétérée qu'elle soit (1).

_____

(1) Mademoiselle Virginie B***, femme de chambre, était,

Les dartres, boutons, rougeurs, démangeaisons, etc., soit qu'ils dérivent du vice syphilitique dégénéré ou transmis par l'hérédité, comme cela arrive le plus souvent, soit qu'ils proviennent de toute autre cause héréditaire ou accidentelle, ne peuvent être combattus par un moyen plus efficace que le vin de salsepareille ; ils cèdent constamment à son usage, car il tient le premier rang parmi les dépuratifs.

AVANTAGES DU VIN DE SALSEPAREILLE SUR LES AUTRES PRÉPARATIONS ANTI-SYPHILITIQUES.

1° Il n'occasionne jamais la salivation ; et, loin de causer l'ébranlement des dents et la chute des cheveux, il remédie au contraire, par son action tonique, aux accidents de ce

---

depuis trois ans, atteinte de syphilis ; elle n'avait osé en faire confidence à personne. La maladie avait fait des progrès, et avait altéré toute la constitution. Il était survenu des ulcérations à la gorge. La voix était rauque, l'haleine fétide, diverses parties du corps se couvraient de boutons pustuleux, qui se convertissaient en croûtes verdâtres. Elle a été guérie en deux mois et demi par le vin du Docteur Ch. Albert, et depuis elle n'a cessé de jouir d'une bonne santé.

genre, quand ils ont été produits par des imprudences ou par des traitements peu convenables ; 2° Il ne porte aucune atteinte fâcheuse sur les nerfs, souvent même il a fait cesser la paralysie, les tremblements, l'amaigrissement, l'épuisement général et autres accidents occasionnés par le mercure qu'il chasse complètement du corps ; 3° Il fait disparaître en même temps que la syphilis, les accidents auxquels on se trouvait assujéti antérieurement, lorsqu'ils sont entretenus par un vice dans le sang ; 4° Les symptômes guéris par son usage ne sont pas susceptibles de se reproduire ; 5° Il n'est pas échauffant, et n'astreint à aucun régime sévère ; 6° Sa saveur n'est pas désagréable ; 7° Il fortifie la constitution ; 8° Il peut se prendre en toute saison, en secret et même en voyage ; 9° Son action est tellement douce, qu'il se donne avec le même succès aux enfants et aux vieillards, aux personnes qui ont la poitrine délicate, aux nourrices et à toutes les époques de la grossesse ; 10° Il guérit ordinairement avec promptitude ; 11° Il est inaltérable par le temps.

DESCRIPTION

Syphilis ou maladie vénérienne.

Les diverses formes sous lesquelles se manifeste la maladie vénérienne ou vérole proprement dite, sont les suivantes :

1° *Chancres* ou *ulcères.* Ce sont des excavations, plus ou moins étendues, qui ont leur siége aux parties génitales des deux sexes, à la bouche, aux nez, au voile du palais, à l'anus, etc.

2° *Phimosis.* Resserrement du prépuce, de manière à empêcher de découvrir le gland.

3° *Paraphimosis.* Étranglement du gland par le prépuce.

4° *Rhagades.* On appelle ainsi des crevasses ou gerçures profondes qui existent au pourtour de l'anus.

5° *Bubons* ou *poulains.* Ils consistent dans le gonflement et l'inflammation des glandes. Le plus souvent ils ont leur siége au pli de l'aine, d'autres fois aux aisselles, au cou, etc.

6° *Végétations* ou *excroissances vénériennes.* Elles se développent aux parties sexuelles, au pourtour de l'anus, rarement ailleurs. On les nomme poireaux, choufleurs, verrues, crêtes de coq, etc., suivant leur forme.

7° *Tubercules.* Ce sont des tumeurs plus ou moins larges, souvent applaties, quelquefois presque demi-sphérique, à surface humide. Ils sont solitaires ou agglomérés, ont le plus ordinairement leur siége à la vulve, au scrotum, sur les téguments de la verge et à l'anus.

8° *Taches cuivreuses* ou *violacées de la peau ; éruptions croûteuses, pustuleuses, écailleuses,* etc. Elles se manifestent sur toutes les parties du corps, surtout à la poitrine. Elles sont fréquemment accompagnées de démangeaisons, de prurit, de fourmillement, de chaleur, ou de tension à la peau.

9° *Douleurs vénériennes.* Elles ont pour caractère presque constant d'occuper la partie moyenne des membres, et de sembler être fixées dans l'intérieur des os. Quelquefois, cependant, elles ont lieu dans les articulations. Souvent elles sont plus vives la nuit que le jour.

10° *Exostoses, carie des os.* Elles consistent

dans le gonflement des os, dans leur ramollissement et leur ulcération.

11° Le virus vénérien peut encore déterminer des suintements d'oreilles, la dureté de l'ouïe, l'inflammation de l'œil, la rougeur des paupières, la chute des cils, la perte de l'odorat, la fétidité de l'haleine, etc., etc.

Quand la maladie vénérienne exerce ses ravages sur les organes internes, elle jette le trouble dans les fonctions les plus importantes, et donne lieu aux plus graves désordres. Ainsi on l'a vue produire des douleurs de tête opiniâtres, la perte de la mémoire, l'idiotisme, le catarrhe bronchique, l'oppression, des palpitations de cœur, l'anévrisme, l'altération des fonctions digestives, la gastrite, la difficulté d'uriner, des ulcères à la matrice, et autres accidents.

La maladie vénérienne peut, au bout d'un certain nombre d'années, se transformer en un principe morbifique susceptible de donner lieu à des dartres, à des douleurs vagues, à l'alopécie ou chute des cheveux, à l'affaiblissement des organes de la génération, à une vieillesse précoce, à la paralysie, etc., etc.

Tous les symptômes que nous venons de mentionner peuvent être le résultat de la maladie *vénérienne invétérée*, soit qu'elle ait été négligée, soit qu'elle ait été mal guérie. Mais lorsqu'elle est *nouvelle*, elle attaque le plus ordinairement les parties qui ont été exposées à la contagion, et ne se présente que sous l'aspect de bubons, de rhagades, de végétations et de chancres qui quelquefois sont accompagnés de phimosis ou de paraphimosis.

Hérédité de la maladie vénérienne.

Lorsque la maladie vénérienne a été transmise par la génération ou par l'allaitement elle peut offrir une des formes indiquées plus haut ; mais le plus ordinairement elle reste dans le sang, s'y modifie, et dégénère, soit en vice herpétique qui cause diverses éruptions, soit en scrofules ou humeurs froides ; soit en rachitisme, d'où résultent le gonflement et la courbure des os, la déviation de l'épine dorsale, et autres difformités (1).

_____

(1) M. L. avait un enfant qui, pendant la première année de sa vie, avait eu la plus belle apparence de santé. Vers sa

Traitement des maladies de la seconde classe.

Pendant les quatre premiers jours, on prend deux cuillerées à soupe ordinaire du vin de salsepareille, une le matin avant de se lever ou en se levant, l'autre le soir en se couchant; ensuite, pour tout le reste du traitement, on porte la dose à trois cuillerées : une le matin, et deux ensemble le soir.

Les personnes d'un tempérament robuste, et sur qui les remèdes agissent difficilement, peuvent, après les quinze premiers jours du

---

sixième année, des glandes se manifestèrent au cou ; le ventre se tuméfia et devint douloureux ; le petit malade eut de la toux et de l'oppression ; il devint taciturne. Divers remèdes, employés pendant plus d'un an, demeurèrent impuissants contre ces fâcheux symptômes. Le père était en proie aux plus vives inquiétudes. Une éruption qui lui survint à la poitrine, sur ces entrefaites, lui fit penser qu'il pouvait bien ne pas avoir été parfaitement guéri d'accidents syphilitiques qu'il avait eus dans sa jeunesse, et l'éclaira sur la nature de la maladie de son fils. Il lui fit prendre le vin du Dr Albert et en prit aussi lui-même. Il eut la satisfaction de se débarrasser de ses accidents, et de voir son enfant recouvrer un état parfait de santé.

traitement, élever la dose à quatre cuillerées : deux le matin et deux le soir.

Les enfants qui ont contracté la syphilis par l'hérédité ou par l'allaitement, peuvent, même à la mamelle, faire usage du vin de salsepa - reille. La dose, jusqu'à trois ans, est, suivant leur force, de deux ou trois cuillerées à café en deux ou trois fois dans la journée.

De trois à huit ans, on en donne de quatre à six cuillerées à café en deux ou trois fois.

De huit à douze ans, deux cuillerées à bouche, une le matin et une le soir.

Les enfants de douze à seize ans, de même que les personnes d'une faible complexion ou d'une grande susceptibilité nerveuse, pourront aller jusqu'à la dose ordinaire de trois cuille- rées, mais ne la dépasseront pas.

Chaque dose, d'une ou de deux cuillerées, doit être délayée dans un demi-verre d'eau froide ou tiède ; on peut aussi prendre le vin de salsepareille pur, et boire par dessus le demi-verre d'eau.

On doit, autant que possible, prendre le vin de salsepareille, une heure au moins avant, ou deux heures après le repas. Quand on a l'habitude de souper, on peut prendre la dose du soir une ou deux heures auparavant.

Pour la cure radicale des maladies récentes, six flacons suffisent ordinairement. Pour les maladies anciennes, héréditaires, dégénérées ou rebelles, il faut de douze à quinze flacons, rarement plus.

Lorsqu'on a de la fièvre ou quelque autre indisposition, on suspend le traitement pendant quelques jours, ensuite on le reprend d'une manière graduée, comme on l'a fait en commençant.

Pendant l'emploi du vin de salsepareille, il n'est pas nécessaire de faire usage de tisane, il est bon cependant de boire chaque jour trois ou quatre verres d'eau légèrement sucrée, ou de l'une des boissons tempérantes indiquées page 32.

Après la disparition complète de tous les symptômes, il est prudent de continuer encore le traitement pendant une quinzaine de jours. On doit ensuite se purger deux fois à un jour ou deux d'intervalle, soit avec une once de sel d'epsom dissous dans trois verres d'eau, que l'on boit le matin de bonne heure, à une demi-heure l'un de l'autre, soit avec tout autre purgatif.

Quand la maladie vénérienne est dégénérée en dartres, en humeurs froides ou en rachitisme (courbure des os), la purgation doit être renouvelée une fois tous les vingt jours, pendant toute la durée du traitement. Dans ces cas, les boissons les plus convenables pour hâter la guérison, sont l'infusion de houblon, la décoction de fumeterre, et la tisane de patience et de bardane. On peut boire, dans la journée, trois ou quatre verres de l'une ou de l'autre de ces tisanes, ou en faire usage aux repas avec un quart ou un tiers de vin rouge (1).

---

(1) *Infusion de houblon :* Une forte pincée de fleurs de houblon dans un litre d'eau bouillante. On laisse infuser pendant dix minutes.

Décoction de fumeterre : Une petite poignée de cette plante, qu'on fera bouillir dans un litre d'eau pendant cinq minutes.

Tisane de patience et de bardane : Une demi-once de chacune de ces racines fendues en quatre. On fait bouillir le tout ensemble dans un litre d'eau pendant vingt minutes.

Régime.

Le régime qu'il convient de suivre, pendant 'usage du vin de salsepareille, est le même que celui qui est indiqué dans le traitement de la gonorrhée (voir page 30).

Complication de la maladie vénérienne avec la gonorrhée.

La maladie vénérienne peut se compliquer de gonorrhée, ce qu'on reconnaît à l'existence simultanée d'un écoulement avec un ou plusieurs des symptômes que nous venons de signaler.

Quelquefois il arrive que des chancres existent dans le canal de l'urètre en même temps que la gonorrhée. On doit être attentif à cette complication que l'on peut nommer gonorrhée chancreuse, et qui se reconnaît ordinairement à une douleur fixe dans un ou plusieurs points du canal de l'urètre, laquelle devient plus manifeste pendant l'émission des urines. Cependant ce signe n'existe pas toujours, surtout quand la maladie est ancienne, parce que, dans ce cas, les chancres se sont

peu à peu habitués au contact de l'urine, et ne
font plus éprouver de douleur appréciable
lors de son passage. Chez la femme, des écoulements leucorrhéiques peuvent aussi être
compliqués de chancres situés dans le vagin,
à cinq ou six pouces de profondeur.

Lorsqu'on n'a pas, dans le principe, porté
une attention suffisante pour reconnaître ces
complications, on peut, plus tard, acquérir la
preuve qu'elles existaient. Car alors, après
avoir guéri la gonorrhée par les Bols d'Arménie, il reste un léger suintement jaunâtre ou
blanchâtre avec ou sans douleur, et qui vient
des chancres de l'urètre ou du vagin. Il faut,
dans ce cas, se mettre à l'usage du vin de salsepareille.

Toutes les fois que la maladie vénérienne
existe en même temps que la gonorrhée, il
faut détruire la maladie vénérienne par le vin
de salsepareille, qui le plus ordinairement
guérit aussi l'écoulement (1). Cependant si ce

_____

(1) Il arrive quelquefois que l'humeur est tellement âcre
et qu'elle est poussée avec tant de force vers le canal de
l'urètre par l'action dépurative du vin de salsepareille, qu'elle

dernier n'avait pas totalement disparu, on devrait recourir aux Bols d'Arménie (1) (voir les maladies de la première classe, page 25).

---

y cause de vives douleurs, et même des symptômes inflammatoires assez prononcés. Dans ce cas, qui est fort rare, il faut guérir d'abord la gonorrhée au moyen des Bols du Dr Albert.

(1) M. le vicomte D... fut atteint, dans le mois d'avril 1832, d'une gonorrhée très intense. Pendant l'émission des urines, il lui semblait qu'un fer rouge traversait le canal de l'urètre. Une ardeur brûlante se faisait sentir à la partie intérieure du canal, et augmentait lorsqu'on pressait la verge. Ces symptômes annonçant des chancres dans l'intérieur du canal de l'urètre, M. le vicomte D... fut mis à l'usage du vin du Dr Albert. Au bout de trente-quatre jours, il ne restait plus qu'un léger suintement sans aucune douleur. Il en fut guéri en six jours par les Bols d'Arménie.

M. V., ancien militaire, fut atteint, en 1812, d'une gonorrhée accompagnée de vives douleurs à la partie postérieure du canal, lesquelles annonçaient l'existence de chancres à cette partie. Il fit un traitement antisyphilitique, et eut, pendant seize ans, une santé passable. Au bout de ce temps, il lui vint des boutons à la poitrine, à la tête, au dos et au ventre ; ces boutons se changèrent bientôt en croûtes jaunâtres et verdâtres, qui donnaient, à la figure surtout, un aspect hideux, et contre lesquels les bains, les fumigations et les anti-dartreux de toute espèce demeurèrent sans effet. Dix-huit flacons de vin de salsepareille, pris dans l'espace de trois mois, firent disparaître complètement cette fâcheuse affection.

Accidents qui peuvent exiger l'emploi de quelques moyens accessoires.

Les plus fréquents sont des douleurs vives et l'inflammation des parties malades. Dans ces cas on doit recourir au traitement tempérant (voir les maladies de la première partie, page 31). Aussitôt que l'irritation est apaisée, il faut faire usage du vin de salsepareille.

Lorsque, dans les bubons, l'inflammation est portée à un certain degré, ils se terminent ordinairement par la suppuration. Alors, on les couvre de cataplasmes de farine de lin jusqu'à ce qu'ils percent d'eux-mêmes. On les comprime ensuite légèrement pour faire sortir la matière purulente. Quand l'ouverture est trop petite, on y introduit une mèche de charpie pour qu'elle ne se ferme pas trop tôt. On recouvre le tout avec de la charpie enduite de cérat. S'il reste encore du gonflement et de la dureté à la base, les cataplasmes doivent être continués pendant quelques jours.

Quand les bubons sont peu douloureux et

presque stationnaires, on y applique un emplâtre de Vigo. Si malgré cela leur volume continue d'augmenter, c'est une preuve qu'ils tendent à la suppuration ; on doit remplacer l'emplâtre par des cataplasmes maturatifs préparés avec des ognons cuits sous la cendre ou avec partie égale d'oseille cuite et de farine de lin. Après qu'ils sont percés, on se conduit comme nous venons de le dire ; et si la cicatrisation se fait attendre trop longtemps, on les panse avec du cérat mêlé d'un dixième d'alun calciné.

Les chancres doivent être tenus avec beaucoup de propreté, il est bon de les baigner matin et soir dans de l'eau simple pendant trois ou quatre minutes ; on les recouvre ensuite de charpie fine, imbibée d'eau, à laquelle on ajoute un peu de vin de salsepareille s'ils ne sont point douloureux (1).

_____

(1) Quelques malades ont la mauvaise habitude de s'envelopper la verge d'un linge qu'ils lient avec un cordon ; il en résulte une gène de la circulation, et un gonflement de

Chez les sujets lymphatiques, il arrive quelquefois que les végétations et les chancres ne marchent que très lentement vers la guérison, quoique le traitement ait détruit le virus en tout ou en partie. On doit, dans ce cas, lorsqu'on est arrivé à peu près au milieu du traitement, toucher les végétations avec un petit morceau d'alun ou de vitriol bleu, deux ou trois fois par jour, et les chancres, une fois seulement tous les deux jours.

Lorsqu'il existe des chancres dans le canal de l'urètre, on hâte leur cicatrisation à l'aide de petites injections qui se renouvellent deux ou trois fois par jour, et que l'on prépare en mêlant avec un verre d'eau, depuis une jusqu'à deux et même trois cuillerées de vin de salsepareille.

Quelquefois la membrane interne du conduit urinaire se gonfle, se durcit, ou bien il

la partie, qui retardent la guérison, et peuvent causer de graves accidents. On doit simplement placer la verge dans un petit sac en forme de doigt de gant que l'on fixe à un suspensoir ou à un mouchoir mis en ceinture.

s'y développe des fongosités qui causent le rétrécissement de ce conduit, et s'opposent au libre écoulement des urines. Cet accident ne survient que chez ceux qui ont négligé de se traiter, ou qui ont eu recours à des palliatifs ou autres mauvais traitements. Il devient alors indispensable de faire usage de bougies ou de sondes, en même temps qu'on détruit le vice syphilitique par l'emploi du vin de salsepareille.

Les personnes sujettes aux coliques ou à la constipation ne doivent pas négliger l'usage des lavements. On augmente leur vertu adoucissante et laxative en y ajoutant quelques cuillerées d'huile d'olive.

Nous croyons devoir, dans l'intérêt des malades, les prémunir ici contre les dangers des onguents, pommades et autres topiques prônés par l'ignorance et la cupidité, pour guérir les dartres et autres maladies cutanées; car lorsqu'elles ne proviennent pas de la syphilis dégénérée par son long séjour dans l'économie animale, ou plus ou moins dénaturée par la transmission héréditaire, elles ont toujours pour cause un principe qui est dans le sang. Tous les médecins et les personnes sensées savent bien que les moyens externes ont pour effet de répercuter l'humeur dont la nature cherche à se débarrasser. Aussi les dartres et autres affections dont le germe n'est pas détruit, reparaissent tôt ou tard, ou produisent de funestes accidents en se portant sur les poumons, sur l'estomac ou sur quelques autres organes essentiels à la vie. Dans ces circonstances, il faut se hâter de recourir au vin de salsepareille, dont l'usage suffisamment prolongé fait disparaître pour toujours les accidents, en détruisant le mal dans sa racine (1).

---

(1) Une dame du Havre, d'après l'avis de son médecin, vint à Paris deux années de suite prendre des bains et des douches à Tivoli, pour combattre une éruption dartreuse qui s'était développée aux oreilles et au visage, et qui menaçait d'envahir les yeux. Chaque fois, elle obtint une légère amélioration ; mais dès qu'elle cessait, la phlegmasie dartreuse s'étendait de nouveau. Son docteur ayant eu connaissance des effets avantageux de notre méthode, l'engagea à nous consulter. Nous reconnûmes que cette éruption avait une cause vénérienne, nous lui prescrivîmes le vin de salsepareille, qui lui procura une guérison radicale.

Cas qui exigent l'emploi du vin de salsepa-
reille, quoiqu'il n'existe aucun signe d'af-
fection vénérienne.

L'observation prouve tous les jours que le
virus vénérien peut rester pendant un temps
fort long dans l'économie, sans donner aucun
signe de son existence. Cela a lieu dans plusieurs circonstances, notamment dans les suivantes.

1° Lorsque, entretenu dans une fausse sécu-
rité par la légèreté apparente du mal, ou
retenu par une fausse honte, on n'a pas fait
de traitement, et que les symptômes ont disparu d'eux-mêmes.

2° Quand on a eu recours à de mauvais
traitements ou à des palliatifs qui n'ont fait
que *blanchir,* comme on le dit vulgairement,
c'est-à-dire, qui ont affaibli le principe morbifique sans en extirper le germe.

3° Enfin quand on a cohabité avec une personne malsaine, et que l'on a participé à l'infection, mais que le corps ne se trouvant pas
disposé au développement du virus, celui-ci
est resté dans le sang.

Dans tous ces cas, il ne faut qu'un changement quelconque apporté dans l'économie, soit par l'âge, soit par des affections morales, soit par la manière de vivre, etc., pour que les accidents éclatent à l'extérieur ou à l'intérieur. Ils sont pour l'ordinaire d'autant plus redoutables, que le virus est resté caché et comprimé plus longtemps.

On sent, d'après cela, combien il importe, avant de s'engager dans les liens du mariage, de purifier le sang de tout principe vénérien, toutes les fois que l'on s'est trouvé exposé à une infection vérolique, et qu'on n'a eu recours qu'à ces demi-traitements incapables d'extirper le mal jusqu'à sa racine, ou qu'on n'a pas apporté dans le régime les précautions et l'exactitude convenables.

En suivant cette règle de conduite, dictée par la prudence, on n'est pas exposé à voir renaître, au bout d'un temps plus ou moins long, des symptômes dont le germe est resté dans le sang, à communiquer ce vice morbifique à son épouse, à le transmettre à ses enfants en même temps que la vie, enfin à

compromettre la paix du ménage et à empoi-
sonner le bonheur de toute son existence. Le
vin de salsepareille est d'autant plus convenable dans cette circonstance, que ne contenant aucune substance minérale ou corrosive,
il ne peut nuire à la constitution, et qu'il augmente constamment l'appétit, les forces, la
fraîcheur et l'embonpoint.

EXTRAITS

DE

CORRESPONDANCE.

Lille, le 12 décembre 1833.

Monsieur le Docteur,

J'ai contracté, il y a environ huit jours, une gonorrhée qui me fait ressentir actuellement des douleurs aiguës, surtout lors de l'émission des urines.

Ayant appris par plusieurs de mes camarades qui ont eu besoin de vos soins pour la même affection que le traitement que vous leur avez prescrit a eu les résultats les plus satisfaisants, je viens avec la plus grande confiance vous prier de me faire parvenir les médicaments nécessaires pour me délivrer de cette maladie.

Monsieur D..., à qui j'écris par le même courrier, vous remettra le montant de votre envoi.

J'ai l'honneur, etc.

V...

DU MÊME.

Lille, le 28 décembre 1833.

Monsieur le Docteur,

Tout en vous accusant réception de l'envoi que vous avez eu la bonté de me faire, je viens aujourd'hui vous en témoigner toute ma reconnaissance. J'ai la satisfaction de vous annoncer que le mal a complètement disparu. Il ne me reste ni douleurs dans le canal de l'urètre, ni écoulement, et cet effet a été produit dans l'espace de huit jours; ce qui prouve l'excellence de vos remèdes.

J'ai pris dix-huit de vos bols par jour, et n'en ai usé qu'une boîte et un paquet de poudre tempérante. Je vais cependant suivre encore le traitement pendant une huitaine de jours afin qu'il ne me reste plus aucun germe de cette maladie.

Je joins à la présente un mandat de 21 fr., et vous prie de me faire un envoi pareil au précédent pour un ami qui se trouve dans la malheureuse position où j'étais.

Veuillez agréer, Monsieur le docteur, l'assurance, etc.

V.....

Marseille, le 3 décembre 1833.

Monsieur le Docteur,

Je m'attendais à faire le voyage de Paris, et à pouvoir vous exprimer de vive voix ma reconnaissance, c'est ce qui m'a fait différer de vous écrire.

Ne taxez pas, je vous prie, ce retard d'ingratitude. Chaque jour j'ai ressenti quelque amélioration. Je suis à ma sixième boîte de vos bols d'Arménie et n'ai plus d'écoulement depuis plusieurs jours. Je suis dans l'intention d'en rester là, mhoins que vous ne me donniez un avis contraire.

J'avais fait beaucoup de dépenses et employé une grande quantité de remèdes, qui n'avaient fait qu'empirer ma situation, aussi saisirai-je toutes les occasions pour faire connaître les bienfaits que j'ai obtenus de votre traitement.

J'ai l'honneur, etc.

Cu. B....

Alençon, 13 juillet 1833.

Monsieur,

Je vous écris cette lettre pour acquitter ma conscience, et vous rendre grâce du succès que j'ai obtenu de l'emploi de vos remèdes. J'avais à la peau une éruption écailleuse et farineuse, qui me causait de grandes démangeaisons, des douleurs de reins et de bas-ventre, des maux de tête, un suintement par les oreilles, l'haleine fétide, le genou gauche enflé et douloureux. Votre traitement m'a guéri de tous ces maux ; je vous en témoigne hautement ma reconnaissance.

J'ai l'honneur de vous saluer avec respect,

G....

Orange, le 10 avril 1833.

Monsieur le Docteur,

J'ai aujourd'hui la satisfaction de pouvoir vous féliciter des propriétés de votre vin de salsepareille dont j'ai fait usage avec le plus grand succès.

J'avais eu le malheur, il y a neuf ans, de gagner une maladie vénérienne. J'avais employé toutes sortes de remèdes qui ne m'avaient pas guéri. J'ai fini par avoir recours à votre vin de salsepareille. Les premiers jours, je n'ai pu le supporter, à cause de la faiblesse que m'avait occasionnée les médicaments qui m'avaient été administrés. Au bout de quelques jours, je l'ai repris et l'ai continué jusqu'à présent. J'en ai usé dix-huit flacons. Ma santé est entièrement rétablie ; j'ai repris de l'embonpoint et des forces comme si je n'avais que vingt ans. Soyez persuadé que je ne cesserai de proclamer les vertus de votre précieux remède aux personnes que leur position rendra susceptibles d'en faire usage.

J'ai l'honneur de vous adresser, Monsieur, mille remercîments, et suis votre dévoué serviteur.

Jn. D..

Metz, le 2 septembre 1833.

Monsieur,

De vieux camarades de garnison m'ont appris les succès qu'ils ont obtenus de l'usage de votre vin de salsepareille pour des maux qui avaient la même cause que les miens. Je pense que ce remède ne peut manquer de me faire recouvrer la santé après laquelle j'aspire depuis bien long-temps. Je désire néanmoins, avant d'en faire usage, avoir votre avis.

Voici ma position : J'ai 43 ans, je suis d'une forte constitution, mais j'ai beaucoup maigri depuis deux ans ; je n'ai eu que quelques chancres en 1819, et une gonorrhée en 1820. Cependant c'est au principe vénérien que MM. Larrey, Dupuytren, Cullerier et Boyer, que je suis venu consulter il y a deux ans, attribuent tous les accidents dont je suis atteint. J'éprouve des douleurs dans les membres, souvent elles m'empêchent de dormir ; j'ai au-dessus de l'œil droit une grosseur très dure et qui depuis plus d'un an n'a cessé de faire des progrès ; j'ai aussi de fréquents maux de gorge qui s'accompagnent de petits chancres peu douloureux ;

mais ce qui m'inquiète le plus, c'est que le testicule gauche est douloureux et engorgé au point que M. Boyer m'a proposé l'opération.

Si vous pensez que dans cet état votre vin de salsepareille puisse me guérir, je vous prie de m'en faire adresser par la diligence, 8 flacons, pour le prix desquels je vous envoie un bon de 40 fr. sur la poste.

A. M.

Du même.

Metz, le 15 novembre 1838.

Monsieur le docteur

J'ai grande satisfaction de vous annoncer que tous les accidents que j'avais ont beaucoup diminué ; le testicule n'est pas moitié de ce qu'il était, il en est de même de mon exostose au front. Comment concevoir qu'un remède si simple ait tant de vertu, tandis que j'ai fait un si grand nombre de traitements mercuriels et autres, sans en éprouver le moindre bien? Votre découverte n'est pas assez connue. Combien de malheureux languissent dans la douleur et sans espérance, faute de savoir qu'il existe un remède capable de les rappeler à la vie !

J'ai commencé mon huitième flacon ; je pense qu'il m'en faudra bien encore un pareil nombre, et je vous prie de me les expédier sans délai.

Ajoutez, je vous prie, 3 boîtes de vos Bols d'Arménie, pour mon ami le colonel B..., qui, depuis deux ans, ne peut se débarrasser d'une gonorrhée qui l'incommode plus qu'elle ne le fait souffrir, mais qui l'inquiète, parce que depuis plusieurs mois il urine avec moins de facilité que de coutume.

A. M.

Du même.

Metz, le 3 janvier 1834.

MON CHER DOCTEUR,

Je suis à mon dernier flacon de votre précieux remède ; tous mes amis sont surpris du changement qui s'est opéré dans ma personne, et m'en félicitent ; j'ai repris l'embonpoint et les forces que j'avais à 30 ans ; j'ai un excellent appétit et digère parfaitement ; aussi je vous avoue que je suis bien impatient de ne plus être au régime. Il ne me reste plus au testicule qu'une petite grosseur du volume d'une noisotte ; elle ne me fait aucunement souffrir, mais je tiens à la voir disparaître. Obligez-moi, je vous prie, de me faire expédier de suite 4 ou 6 flacons, selon que vous le jugerez convenable.

Agréez l'assurance de ma reconnaissance qui ne finira qu'avec la vie.

A. M.

Jersey, le 15 novembre 1833.

MONSIEUR ET HONORÉ CONFRÈRE,

Le vin de salseparéille et les Bols d'Arménie sont deux découvertes importantes dont vous avez enrichi l'art de guérir. J'en ai obtenu les plus prompts et les plus heureux résultats dans beaucoup de cas où tous les autres moyens avaient échoué. Je regarde donc comme un devoir de les propager, autant que je le pourrai, et à engager mes confrères à en faire usage dans leur pratique.

FONZI, médecin,
Ancien professeur à l'Université de Paris.

Montpellier, le 5 janvier 1835.

Monsieur,

L'obligeance que vous avez mise à me donner les renseignements que je vous ai demandés sur votre méthode de traitement, me fait un devoir de vous communiquer les heureux résultats que j'en ai obtenus.

Le malade avait, comme je l'ai dit, épuisé pendant plus de dix ans toutes les ressources de la thérapeutique antisyphilitique. Des chancres rongeurs avaient détruit les piliers du voile du palais et les amygdales. La voûte palatine elle-même était perforée, et des portions osseuses se détachaient de temps à autre des fosses nasales. La parole était presque inintelligible. Des douleurs atroces privaient ce malheureux de sommeil, ses facultés digestives étaient anéanties, et il était dans un état de marasme déplorable. Votre vin de salsepareille a fait disparaître ces graves accidents, et cet homme, qu'on croyait voué à une mort certaine, jouit actuellement d'une pleine santé.

G. S.

Bruxelles, le 1er Juin 1835.

Monsieur le Docteur,

J'ai différé, jusqu'à ce jour, de vous informer de mon heureuse guérison. Je voulais voir si je pourrais sans inconvénient reprendre mes occupations et mon genre de vie habituelle.

Depuis le 1er mai, je suis de retour au régiment, je fais tous les jours mon service sans gêne ni fatigue. Il vous serait impossible de vous faire une juste idée de ma joie. Je vous assure qu'il n'y a pas au monde de plus grand bonheur que de se voir jouir d'une santé parfaite, surtout après avoir été si longtemps malade et avoir perdu tout espoir de guérison. Le retour complet de mes forces, et l'état brillant de ma santé étonnent toutes les personnes qui m'ont connu, ainsi que les médecins qui m'ont vu dans l'état déplorable où j'étais.

Je vous envoie la pièce ci-jointe, signée par le médecin du bataillon, le directeur de l'hôpital et le commandant de la place.

Le nommé L. A. J., maréchal-des-logis chef.......... était atteint d'une affection syphilitique constitutionnelle des plus graves, pour laquelle il était depuis trois années à l'hôpital militaire de Charleroy, où plusieurs médecins éclairés et instruits ne purent obtenir de succès par les divers traitements auxquels il fut soumis.

Il ne pouvait résister longtemps aux souffrances atroces qui l'accablaient et le privaient de tout repos. Les vastes ulcères qui s'agrandissaient tous les jours n'auraient pas tardé à lui ronger le corps, et ne lui laissaient que l'ombre de la mort devant les yeux.

Dans cette position désespérée, après avoir été jugé incurable et considéré comme devant succomber à ses maux, il fit usage du Vin de Salsepareille du Docteur Ch. Albert; de l'avis unanime des médecins de l'hôpital, ce précieux remède a eu l'avantage de relever ses forces par son action tonique et de lui faire recouvrer une santé des plus satisfaisantes.

Certifié conforme à la vérité,

Le Directeur de l'hôpital militaire de Charleroy,

GEORGE.

La Médecin de bataillon chargé du service sanitaire de la garnison de Charleroy,

DE KIMPE.

Vu et approuvé par le Lieutenant-Colonel commandant la place, chargé de la police administrative dudit établissement,

F. DE GALLOIS.

A Monsieur le docteur Albert.

Je ne puis résister au désir de vous exprimer ma reconnaissance pour les effets miraculeux que j'ai obtenus de l'usage de votre vin de salsepareille.

Depuis huit ans, je cherchais en vain du soulagement dans ma malheureuse position, je n'ai pu en obtenir par les soins de messieurs B... et L... médecins de l'hôpital Saint-Louis ; de M. L...., médecin de l'hôpital de La Charité ; de M. C... et autres médecins distingués qui m'ont jugé incurable. Aujourd'hui, grâce au vin de salsepareille, je suis parfaitement guéri, et je me trouve dans un état de santé qui ne me laisse rien à désirer.

Je suis, monsieur le Docteur, etc.

JOSEPH-MARIE BOTTALIER LASQUIN.

Vu pour légalisation, le maire du 1er arrondissement de Paris,

LE FORT, *officier de la Légion-d'Honneur.*

Vu par le préfet du département de la Seine, conseiller d'état,

COMTE DE RAMBUTEAU.

Paris, le 21 janvier 1835.

Il est heureux pour l'humanité que des maladies qui, jusqu'alors, étaient soumises à des traitements longs, incertains et souvent dangereux, puissent aujourd'hui, à l'aide d'une méthode simple et peu coûteuse, être guéries radicalement, avec promptitude et facilité, et toujours avec un avantage marqué pour la constitution.

Par Arrêté du 25 février 1835, le vin de salsepareille du Docteur ALBERT est exempt de droits.

TABLE DES MATIÈRES.

Tous les remèdes préparés à la pharmacie
ALBERT, portent les marques ci-après :

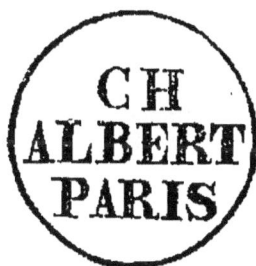 Empreinte de la partie supérieure
du bouchon.

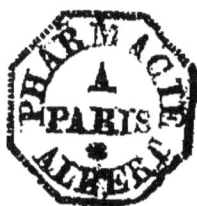 Cachet sur la capsule en plomb qui coiffe
la bouteille.

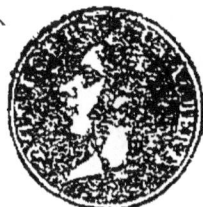 Face et revers de la mé-
daille qui assujettit le
lien de la capsule.

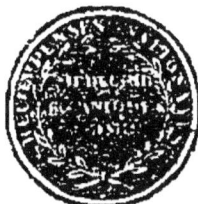 Signature apposée sur
l'étiquette.

Les boîtes portent le cachet et la signature
de l'auteur, représentés ci-dessus.

On devra refuser toute boîte ou flacon qui ne porterait
pas ces marques.

Imprim. de Wittersheim, rue Montmorency, 8.

Imprimerie de Wittersheim, rue Montmorency, 8.

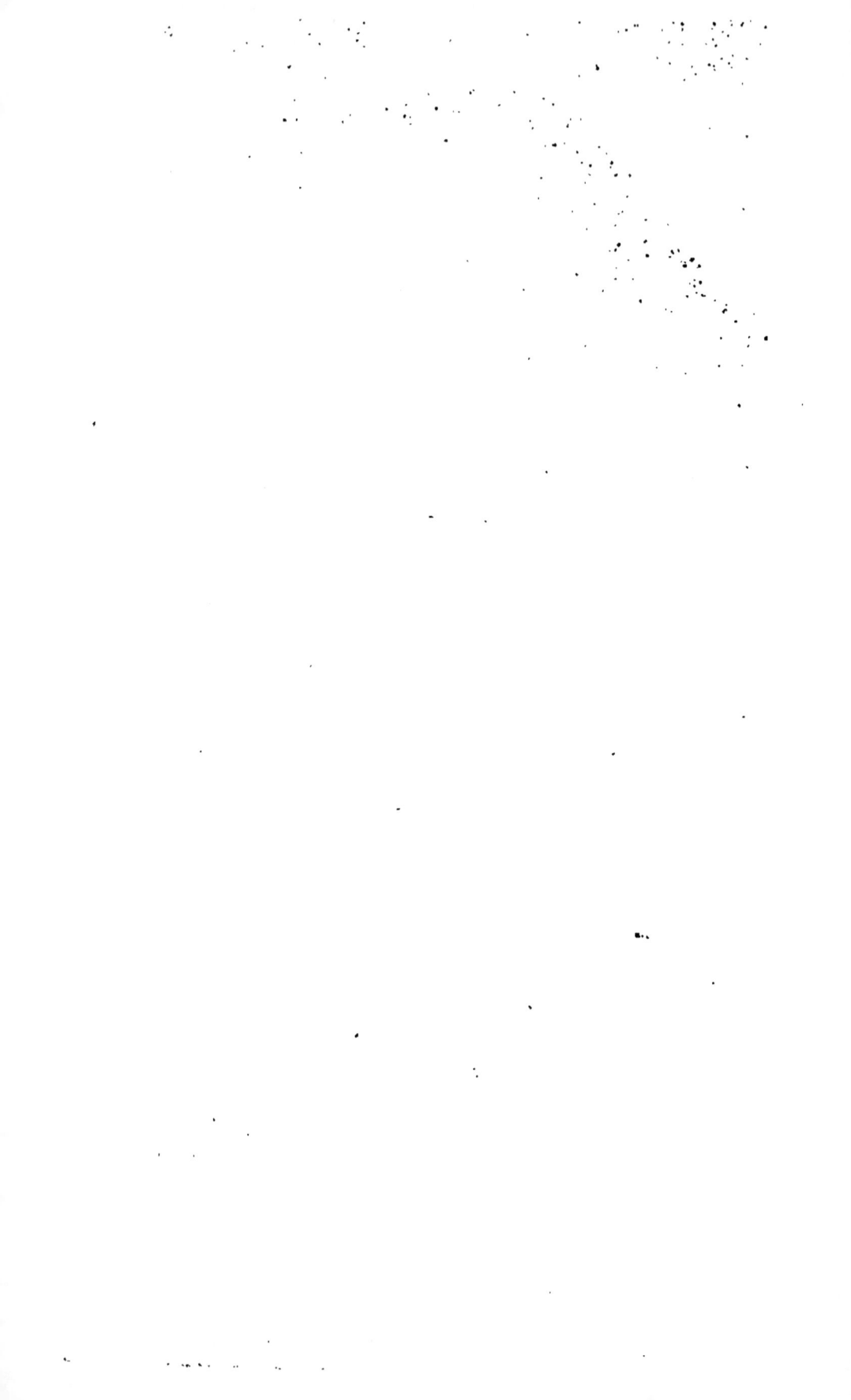

Le prix des Bols d'Arménie est de 5 francs la boîte. Deux ou trois boîtes suffisent ordinairement pour la guérison des maladies de la PREMIÈRE CLASSE. (*Gonorrhée* ou *Chaude-pisse*).

Pour la guérison des maladies de la SECONDE CLASSE, comme chancres, végétations, bubons, etc. (voir pages 36 et 42 du traité), il faut de 6 à 8 flacons de Vin de Salseparoille lorsqu'elles sont récentes ; quand elles sont anciennes ou qu'elles ont résisté aux autres traitemens , il en faut le double , rarement plus. Le prix de chaque flacon est de 5 francs, il contient dix-huit cuillerée et doit durer 6 jours.

———————

Nous rappelons que ce traitement peut être administré avec un égal succès dans toutes les saisons et dans tous les climats.—Il peut être employé en secret et en voyage ; il convient à tous les âges et à tous les tempéramens.

Imprimerie de WITTERSHEIM, rue Montmorency, 8

www.ingramcontent.com/pod-product-compliance
Lightning Source LLC
Chambersburg PA
CBHW071252200326
41521CB00009B/1737